AF332238

TRAVAUX CLINIQUES & THÉRAPEUTIQUES DE L'INSTITUT DE NEUROLOGIE
DE DIJON

LE TRAITEMENT ACTUEL

DES ÉPILEPSIES

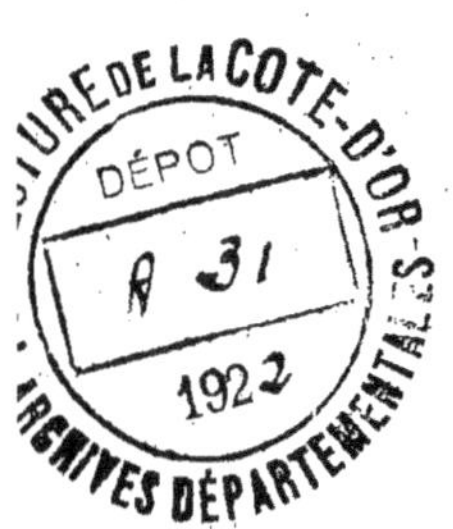
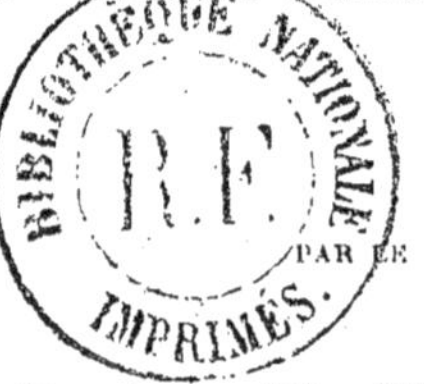

PAR LE

Docteur Ch. PFEIFFER

Médecin-Directeur de l'Institut de Neurologie
de Dijon

DIJON
IMPRIMERIE R. DE THOREY
5, RUE DOCTEUR-CHAUSSIER, 5

Janvier 1922

OUVRAGES DU DOCTEUR PFEIFFER

Les intoxications et les Infections dans la Pathogénie des Maladies mentales et des Névropathies. — Trad. française d'un Mémoire en italien, du Dr G. Abbundo, In *Presse Médicale*, Paris 1901.

La Psychologie de Gall. — In *Revue de Psychiatrie*, 1901, Paris.

Gall et les idées innées. — In *Revue de Psychiatrie*, 1901, Paris.

Cabanis et la Psychologie des sensations. — Idem. 1902.

Essai sur la valeur alimentaire de l'alcool. — Paris, Jouve, 1904.

L'alcool et la digestion. — In Bulletin de la Société des sciences naturelles de Saône-et-Loire, n° 5, 1905.

L'alcool et les fonctions de l'hématose. — Idem. n° 7, 1905.

La Lumière. — Etude physique, physiologique et thérapeutique. En collaboration avec le Dr J. Bauzon. (Mémoire couronné par la Société française d'hygiène, Paris 1905.

Les travaux agricoles. — Leur influence sur l'Enfance et la jeunesse au point de vue hygiènique, moral et social. — Couronné par la Ligue de Protection de l'Enfance. Médaille de Vermeil 1905.

Les destinées de l'alcool dans l'organisme. — E. Bertrand, Chalon-sur-Saône, 1906.

Pour les Nourrices, où Premiers principes de Puériculture. In-16, H. Lambert, Beaune. 1906.

L'Art Médical. — In Correspondant Médical (Octobre 1907).

Histoire d'un médicament. — L'Ipécacuanha. In Bulletin de la Société des Sciences Naturelles de Saône-et-Loire. 1907.

Les difficultés de l'allaitement maternel. — In les Œuvres de l'Enfance, Lille (Octobre 1907).

Notes sur quelques gîtes fossilifères des environs de Beaune. — In Bulletin de la Société des Sciences naturelles de Saône-et-Loire. 1910

Névroses et Psychothérapie. — In Bourgogne Médicale. (Octobre et Novembre 1911).

Les Névroses à l'école. — In l'Hygiène à et par l'école. (Janvier 1912).

La valeur du raisonnement en Psychothérapie. — Communication au Congrès de Neurologie de Gand. (Août-Septembre 1913).

Traitement électrique du Goître exophtalmique. — Communication au Congrès de Neurologie de Gand (1913).

Les Scrupuleux. - Etude psychologique et clinique. Congrès de l'Association Bourguignonne des Sociétés Savantes, Juin 1914, Dijon.

Un monstre Pygopage (Anne-Marie et Marie-Anne). — Communication au Congrès de l'Association Bourguignonne des Sociétés Savantes, Juin 1914, Dijon. En collaboration avec M. le Dr Lafourcade.

Note sur un syndrome de Cl. Bernard-Horner. — In *Progrès médical,* 2 Mars 1918.

Goître exophtalmique émotif et syphilis. — In *Le Progrès médical,* 24 Avril 1920.

Note concernant trois cas d'hémiplégie cérebelleuse. — In *La Bourgogne Médicale,* Avril, Mai, Juin 1920.

J. Guillemot. — Peintre bourguignon. Brochure in-8° avec planches hors texte. Imprimerie Beaunoise, Beaune 1905.

Le monument élevé à la mémoire du Docteur E.-J. Marey par le sculpteur Henri Bouchard. — Brochure in-8°. Imprimerie Waris-Debret. Avize (Marne), 1912.

Les Madones d'Andréa del Sarto. — Etude critique et comparative des Vierges et des Saintes Familles du maître Florentin. Avec 44 planches. 1 vol. in-8°. Librairie Daragon. Paris 1913

Sur la découverte récente d'un Tableau du Titien signé et daté. — Beaune, R. Bertrand imp., 1914.

Le Traitement actuel des Epilepsies

Le traitement de l'épilepsie comprend deux temps. Il faut :
1º diminuer les crises quant à leur durée, leur fréquence, leur
intensité et par conséquent leur gravité. 2º il faut, si l'on peut,
faire un traitement étiologique, c'est-à-dire s'attaquer aux causes
anatomiques ou physiologiques ou accidentelle des crises.

I. — TRAITEMENT DES CRISES EN ELLES-MÊMES

Pour obtenir la sédation du système excito-moteur, psycho-
moteur, sensitivo-moteur, on a recours encore actuellement à une
série de médications dites *anti-spasmodiques* que nous allons
rappeler brièvement.

MÉDICATIONS ANCIENNES

A une époque où l'épilepsie était considérée comme une névrose,
on employait contre elle : l'arsenic, l'oxyde de zinc, la valériane,
l'asa-fétida, l'hyosciamine, la belladone, le datura, l'alkékenge,
le musc, la poudre de corne de cerf, l'acide cyanhydrique, l'acétate
de plomb, le tilleul, l'ammoniaque, le phosphore, et une quantité
de remèdes empiriques plus ou moins absurdes. Les anciens auteurs
sont pleins de ces panacées anti-névrosiques.

La clinique a ainsi perdu un temps considérable en tombant
dans l'empirisme sans contrôle, et en s'appuyant sur de prétendues
observations cliniques qui sont toutes parfaitement insuffisantes
parce qu'elles manquent toutes de caractère scientifique.

Aujourd'hui on sait qu'un certain nombre de médicaments sont
capables d'atténuer les crises, et même pour les plus actifs, de les
faire disparaître complètement, au moins pendant le temps que
dure l'emploi de la drogue, et un certain temps après cet usage.

Nous allons étudier successivement la médication borée, la
médication bromurée et la médication par certains composés déri-
vés de l'urée.

II. — MÉDICATION BROMURÉE

Le type des médications dans les spasmes et les convulsions.
c'est l'emploi des bromures.

Comment agissent les bromures ? — A la longue, a-t-on pensé,
en produisant une baisse de la pression sanguine, et ce serait là un
moyen de calmer les crises. Cette théorie n'est qu'une hypothèse
à vérification expérimentale très difficile. Si en effet le bromure
calme les crises d'excitation motrice, la baisse de la pression sanguine peut être la conséquence de la diminution des excitations
motrices en général, et par conséquent n'être causée par le bromure que tout à fait indirectement.

L'hypothèse par laquelle le bromure agirait par son radical
brome peut se soutenir et elle est vraisemblable. Mais elle ne suffit
pas.

Certaines notions nouvelles et même quelques pratiques
anciennes ouvrent le champ à d'autres hypothèses. C'est ainsi que
l'emploi du bromure a été complété par la *déchloruration* de
Richet et Toulouse. Or la déchloruration, c'est la privation des
éléments chlore et sodium et leur remplacement par un bromure.
C'est d'un côté le remplacement du chlore par le brome, et c'est
aussi d'un autre côté le remplacement du sodium du sel marin par
le potassium de bromure.

Il faut nous arrêter un instant sur cette question.

Calcium et sodium dans les convulsions. — On sait que dans
les états spasmodiques et convulsifs, et aussi dans les contractures
qui en sont souvent la conséquence, on trouve dans le métabolisme
des éléments musculaires et nerveux, des modifications patholo-
giques chimiques qui sont tout à fait intéressantes.

On a démontré que les convulsions s'accompagnent d'une véritable *fuite du calcium* des tissus musculaires et nerveux; la disparition du calcium manifeste alors un manque d'équilibre entre les
éléments calcium et sodium de ces tissus.

A. — Il y a déjà longtemps que Rabuteau et Ducoudray avaient
constaté qu'en trempant un muscle d'une solution de chlorure de
calcium, les excitants habituels n'agissent plus.

Lœb a montré qu'en plaçant un muscle dans une solution de
sel de sodium dont l'acide précipite le calcium, on fait apparaître
des contractions rythmiques qui cessent si l'on ajoute de nouveau
un sel de calcium.

Spillmann dans sa thèse, supprime l'excitabilité électrique du gastrocnémien de la grenouille par injection sous-cutanée de chlorure de calcium. Ainsi, conclusion, le calcium a une action calmante sur le muscle lui-même.

On sait maintenant pour l'avoir observé dans les maladies à spasmes et à excitation motrice exagérée, que si la relation entre le sodium et le calcium se traduit par une fuite du calcium et une prédominance du sodium, on a à faire à des troubles moteurs d'hyperéxcitation.

B. — MAC CALLUM et VŒGTLIN suppriment la tétanie survenue chez des chiens parathyroïdectomisés en leur donnant des sels de chaux.

En appliquant des sels de soude (citrate disodique, oxalate et métaphosphate de soude) sur les hémisphères cérébraux, on fait apparaître des crises épileptiques chez les animaux ; les crises cessent si l'on applique sur les hémisphères une solution isotonique de chlorure de calcium.

On peut dire que toutes les maladies à convulsions qu'on a étudiées à ce point de vue ces dernières années, se traduisent chimiquement par une perte qui est quelquefois énorme de l'élément calcium. Ainsi cette perte, cette phosphaturie (car c'est dans son union avec le phosphore sous forme de phosphate de chaux que le calcium s'élimine) a une importance réelle dans la maladie de PARKINSON, dans la tétanie, dans certains états spasmodiques, l'hystérie et l'épilepsie entre autres.

C. — On guérit les accès de tétanie par le chlorure de calcium ainsi que l'ont relaté NETTER, STONE, GAUTHIER (de Charolles). QUEST, en analysant la substance cérébrale d'enfants morts de tétanie, y trouve une augmentation du sodium et une diminution nette du calcium.

PARHON et URICHIE ont montré que chez les animaux parathyroïdectomisés, la tétanie qui survient s'accompagne d'une diminution de la teneur en calcium du sang et du tissu nerveux ; le calcium augmente en même temps dans les urines et les fécés ; il y a une véritable fuite du calcium. Les mêmes auteurs font d'ailleurs observer que les spasmes et la tétanie sont spécialement fréquents chez les nourrissons rachitiques. Tout ce qui précède suffit pour démontrer à la fois que : le sodium en excès dans le sang ou le tissu nerveux accompagne (sinon produit) les accès convulsifs divers (tétanie opératoire ou spontanée, épilepsie, etc...) Le calcium en excès dans le sang ou le tissu musculaire ou le ttssu nerveux accompagne la cessation des convulsions ou des crises.

Il y a donc un véritable contresens à donner du sodium aux convulsifs. Il faut leur apporter du calcium, pour rétablir l'équilibre entre le sodium en excès et le calcium défaillant.

Sans doute toutes les maladies à convulsions ne donnent pas toujours une phosphaturie permanente et quotidienne, mais on peut dire par le peu d'observations en série qui ont pu être réunies, en particulier par les italiens, Sabbattani, Regoli, Roncorini, etc., que l'élément calcium fuit quand les troubles moteurs se produisent. Ces auteurs ont d'ailleurs montré directement l'influence modératrice du calcium sur la cellule cérébrale.

Réciproquement si la quantité de calcium augmente par rapport au sodium dans les tissus nerveux et musculaires, on voit survenir cliniquement la cessation des troubles et même on observe des troubles de dépression nerveuse.

Cette constatation de fuite du calcium dans l'épilepsie nous oblige à porter notre attention sur l'action des médicaments et surtout sur leur composition chimique réelle.

Ainsi que nous l'avons dit, tout à l'heure, la bromuration n'est rien sans la déchloruration : c'est en définitive la disparition du sodium qui est un élément excitant pour le système neuro-moteur.

Donc premièrement, pour traiter l'épilepsie, il faut restreindre l'apport du sodium ; deuxièmement, augmenter la proportion du calcium.

On ne s'étonnera pas à la lecture de ce qui précède, de voir que l'emploi du brome reste en somme tout à fait problématique comme résultat dans les épilepsies. On ne peut pas dire qu'on a guéri l'épilepsie par le brome, mais on peut dire qu'on a amélioré les épileptiques par l'emploi du bromure, et neuf fois sur dix par le bromure de potassium.

Voilà tout ce que nous pouvons dire sur la bromuration. En tant que bromuration le brome a-t-il une action sédative sur l'élément nerveux et l'élément moteur ? Ce n'est pas du tout démontré.

III. — MÉDICATION BORÉE. — LE BOROCALCYL

Une thérapeutique plus récente a été substituée à la bromuration, c'est l'emploi du *bore*. La médication borée a sur la médication bromurée des avantages incontestables et qui sont les suivants : absence de troubles digestifs, absence d'éruptions cutanées, absence de dépression nerveuse consécutive à l'emploi d'une dose un peu prolongée et un peu forte, absence d'accoutumance, absence d'obnubilation intellectuelle dont se plaignent tous les malades et qui suspend le traitement chez la plupart d'entre eux.

Mais le bore a-t-il plus que le brome une action sédative sur l'excito-motricité ? Les recherches actuelles paraissent l'avoir démontré, mais là encore il faut faire attention que nous ne pouvons employer de bore que sous forme de sel potassique, sodique ou calcique. Or, d'une part le tartrate borico-potassique ne produit pas l'effet calmant qu'on attendait du bore. Deuxièmement : le tartrate borico-sodique produit ces effets calmants d'une manière inconstante et infidèle, qui tient vraisemblablement à l'apport du sodium, excitant meuro-moteur.

Il paraît plus rationnel et c'est ce que nous avons essayé de faire d'utiliser le bore sous forme de *tartrate-borico-calcique*, le peu de calcium contenu dans la combinaison n'ayant, lui au moins, pas d'inconvénient excito-moteur.

La maison Thevenot a présenté le *Borocalcyl* sous forme de comprimés, ce qui est préférable à une solution pour la pratique médicale, les nerveux ayant besoin d'une médication pour ainsi dire dans leur poche. L'ennui de trainer avec soi une bouteille de bromure ou une solution de borate n'existe pas avec la forme pratique des comprimés de Borocalcyl. Ces comprimés ont plutôt un goût agréable et on peut les croquer sans aucune espèce de répulsion, ce qui est un facteur important surtout en ce qui concerne les enfants. Les mêmes comprimés dissous dans un peu d'eau sucrée aromatisée avec quelques gouttes d'un sirop quelconque, peuvent être pris par les malades les plus difficiles et les plus capricieux. La facilité de transporter les comprimés dans une boîte métallique les mettant à l'abri de l'hygrométrie atmosphérique et des accidents toujours possibles en voyage, permet aux malades d'emporter avec eux le calmant inoffensif et efficace qu'ils désirent avec tant d'insistance obtenir de leur médecin.

Nous avons ordonné le Borocalcyl dans une vingtaine de cas d'excitation psycho-motrice, sensitivo-motrice et émotivo-motrice. Nous n'avons à proprement parler pas eu d'insuccès. Chez les plus malades le calme est survenu, au moins aussi grand qu'avec le bromure ; et ceux qui n'avaient que des accidents légers les ont vu disparaître après quelques grammes de ce médicament, c'est-à-dire quelques jours de traitement. Nous ne saurions trop recommander aux médecins, en particulier aux médecins d'enfants, dans tous les cas de *nervosisme avec excitabilité exagérée*, de prescrire le *Borocalcyl* ; ils en seront satisfaits par les résultats, et aussi par la facilité avec laquelle les malades consentent à continuer le traitement, alors qu'il est si difficile de leur faire prendre du bromure suffisamment longtemps.

Nous avons expérimenté le *Borocalcyl* dans un certain nombre de cas d'épilepsie d'origine congénitale, chez les gens d'âges différents, de conditions sociales et de professions différentes. Au point de vue des résultats obtenus, voici ce que nous pouvons dire : diminution évidente du nombre des crises et de leur durée individuelle ce qui pour l'épileptique est déjà un résultat très important.

En ce qui concerne *l'intensité* des crises, nous n'avons pas trouvé une modification clinique importante de cette intensité. Contre les crises très violentes, il ne paraît pas que le tartrate borico-calcique soit à lui seul une médication suffisante. Le tartrate convient pour les crises petites, rapprochées, il faut chercher autre chose pour les crises très fortes, dans lesquelles le malade peut faire des accidents sérieux et quelquefois mortels. Compter sur le Borocalcyl dans ces cas serait aller au devant d'un échec. Au contraire, le conserver pour les *épilepsies d'intensité moyenne ou faible*, et avoir recours pour les fortes crises à la médication suivante par l'association du Borocalcyl à la phényléthylmalonylurée, association à laquelle nous avons donné le nom d'AZIGOL.

IV. - TRAITEMENT PAR LA PHÉNYLÉTHYLMALONYLURÉE

La phénylethylmalonylurée introduite un peu avant la guerre dans le traitement de l'épilepsie donne des résultats très intéressants. Donné à des doses connues, dix à trente centigrammes au maximum par jour, c'est-à-dire en somme en très petite quantité, ce corps possède une action absolument remarquable et on pourrait dire *spécifique* contre les accès de convulsions d'origine centrale. Bien plus il paraît agir aussi très favorablement sur les *équivalents psychiques de l'épilepsie*.

Son action de détail a été étudiée dans la thèse de *Bergès* qui est un travail très bien fait, et que je vous conseille de lire si vous voulez vous documenter exactement.

Nous avons employé la phényléthylmalonylurée seule pendant un certain temps contre différentes formes d'épilepsies essentielles ou symptomatiques et nous avons fait les constatations suivantes. Ce médicament fait disparaître les crises tant qu'on le prend, mais les crises reparaissent dès qu'on le cesse.

Pendant son emploi et assez longtemps après son emploi, en le cessant, les crises ont réellement diminué d'intensité.

La diminution d'intensité des crises est en effet le résultat le plus utile que puisse fournir le médicament en question, mais en même temps comme la médication borée, il diminue le nombre, c'est-à-dire la fréquence des crises.

Nous avons pensé que si l'on pouvait joindre la thérapeutique borée à l'emploi de la phényléthylmalonylurée peut-être obtiendrait-on un résultat meilleur que par l'emploi isolé de chacun de ces médicaments.

Nous avons donc choisi parmi un lot d'épileptiques six cas aussi semblables que possible, et nous les avons traités pendant trois

mois consécutifs, par vingt centigrammes de phényléthylmalonylurée et deux grammes de *tartrate borico-calcique* par jour.

Comme résultat : diminution des crises dans leur intensité, leur
fréquence, leur gravité clinique (intensité des symptômes).

Ensuite action durable de ces médicaments : en trois semaines
sur les six cas trois ont vu réapparaître les crises à moins d'une
semaine de la cessation des médicaments, *et sur les trois autres
cas, absence des crises au bout de trois semaines.* Cette expé-
rience semble montrer que l'union de la médication borée à la
médication phényléthylmalonylurée est une chose très intéressante.

V. — MÉDICATION CALMANTE PAR EXTRAITS VÉGÉTAUX

Nous avons voulu faire mieux. On sait que l'épilepsie, même
ancienne, est souvent provoquée par des réflexes venus de la pé-
riphérie augmentée des organes internes ; et pour prolonger l'action du bore et de la phényléthylmalonylurée, et permettre d'employer des doses minimes pendant un temps suffisant, pour raré-
fier davantage les crises, nous avons pensé utiliser certaines plantes
dont les principales actions ont pour effet une sédation *des douleurs périphériques* provenant des organes tels que les ovaires, la
matrice, la vessie, le rectum, les seins, qui jouent un rôle dans la
pathogénie des états convulsifs.

La plupart des convulsions sont précédées de troubles sensitifs
dont la valeur exacte dans le syndrome épileptique est loin
d'être élucidée. On peut penser que l'aura est une des causes
de la crise convulsive car *elle la précède* et si l'on pouvait
la supprimer peut-être atténuerait-on la crise. Or, tous les organes
peuvent devenir le point de départ de l'aura et des troubles sensitifs concomitants. Un agent thérapeutique capable de porter son
action sur la sensibilité organique profonde, a donc sa justification
et son emploi indiqué ici. Un certain nombre de végétaux ont à
cet égard des actions connues et efficaces. Nous avons retenu
parmi eux les extraits de *Gelsemium sempervirens* et de *Piscidia
erythrina* qui sont des analgésiques et des antinévralgiques déjà
éprouvés. Leur emploi dans les névralgies et les douleurs périphériques ou profondes les indiquait pour rechercher une sédation
des douleurs provenant des ovaires, de l'utérus, des reins, de la
vessie, du rectum qui sont le point de départ du réflexe convulsif.

L'*Azigol.* — C'est ainsi que nous avons été amené à associer les
extraits végétaux sus-indiqués aux deux anticonvulsivants déjà
étudiés, le tartrate borico-calcique et la phényléthylmalonylurée.
Nous avons unis les deux extraits de Gelsémium et de Piscidia aux
deux composés chimiques et nous avons obtenu *un médicament*

antispsasmodique complet, qui répond aux diverses espèces de crises convulsives et qui en particulier s'est montré très efficace dans les épilepsies.

Sur environ soixante cas d'épilepsie confirmée par ses symptômes classiques, nous avons, en ordonnant l'association des trois médicaments dont nous venons de parler, obtenu des résultats très encourageants et beaucoup meilleurs que par l'usage séparé de chacun des médicaments en question. Cessation complète des crises pendant la durée de la médication et ensuite possibilité d'espacer les doses, et même de les supprimer. Nous donnerons dans une publication prochaine une statistique précise des cas traités *en séries parallèles*, ce qui est une condition nécessaire pour conclure.

Aujourd'hui, nous nous bornons à signaler en gros les résultats très satisfaisants que nous avons obtenus. En voici un exemple type. Enfant de 14 ans, une crise complète avec morsure de la langue, incontinence d'urine, crise convulsive avec perte de connaissance, sommeil et hébétude consécutifs tous les jours ; en plus, petites crises avortées pendant le sommeil. L'enfant présente des signes nets de syphilis héréditaire. Mis au traitement de l'Azigol à deux comprimés par jour. Au bout d'une semaine, il n'a eu qu'une crise en huit jours. On continue deux comprimés pendant huit jours encore, repos de trois jours. Pas de crise pendant ces trois jours. On reprend des comprimés à la dose d'un tous les jours. Pendant quinze jours, aucune crise, ce qui fait donc *26 jours sans crise*. Ce temps a été employé, par ailleurs, à faire chez ce malade 12 injections intra-musculaires de un centigramme de biodure. Après ce traitement, on a pu cesser pendant huit jours tout médicament quel qu'il soit, les crises n'ont pas réapparu. En ce moment l'enfant vient de passer *plus de deux mois* sans avoir une seule crise.

TRAITEMENT DES CAUSES

C'est en effet l'avantage important de l'Azigol que de permettre, pendant que le malade est débarrassé, au moins provisoirement de ses crises, d'en traiter la cause. Or, six fois sur dix cette cause, c'est la *syphilis*. On a donc le temps d'instituer un traitement anti-syphilitique, et d'en pousser la continuation aussi longtemps qu'on le jugera utile. J'ajoute sur ce point qu'il faut faire aux adultes un traitement mixte, et ne pas négliger l'emploi de l'iodure de potassium. Chez les enfants où la syphilis est plus « attaquable », le mercure suffit à donner les résultats très bons à lui seul. J'y ajoute volontiers une dose moyenne de *novar sénobenzol*, deux grammes par injections de 15 à 60 centigrammes sous la peau de la cuisse. Ces injections sont bien supportées et ne donnent pas d'accidents.

Je voudrais ajouter encore un mot à ce sujet. Il est parfois très difficile, surtout dans certains milieux, de dire à un épileptique qu'il est syphilitique en plus, cela n'améliore nullement son état moral, et en somme, c'est plus nuisible qu'utile. Il faut donc pouvoir lui faire un traitement néosalvarsanique sans qu'il le sache, ce qui est possible avec les injections hypodermiques (méthode de Sicard et de Poulard). Vous pouvez très bien, et sans courir aucun risque, injecter sous la peau de la cuisse, en haut et sur la face externe, de 15 à 60 centigrammes de néosalvarsan dissous dans un ou deux centimètres cubes de novocaïne à un pour cent. Si les deux centimètres cubes ne vous paraissent pas devoir être injectés en un seul endroit du tissu sous-cutané, vous faites deux piqûres au lieu d'une. Les petits ennuis de telles injections sont absolument insignifiants et hors de proportion avec le résultat qu'on vise.

83